DE LA
DILATATION DE L'ESTOMAC

CHEZ LES ENFANTS

ET

D'UN NOUVEAU MOYEN D'EXPLORATION

POUR LA RECONNAITRE

NOTE

SUR LA

TEMPÉRATURE DE LA PAROI ABDOMINALE

DANS LES CAS

D'ENTÉRITE AIGUE ET CHRONIQUE

CHEZ LES ENFANTS

PAR

Le Docteur MONCORVO

Professeur de cliniques des maladies des enfants à la policlinique
de Rio de Janeiro

PARIS

G. STEINHEIL ÉDITEUR

SUCCESSEUR DE H. AUVEREYNS

2 RUE CASIMIR DELAVIGNE 2

1885

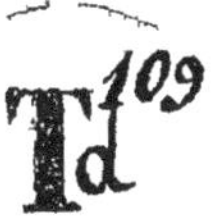

DE LA

Dilatation de l'Estomac chez les Enfants

ET

D UN NOUVEAU MOYEN D EXPLORATION POUR LA RECONNAITRE

NOTE

SLR LA

Température de la Paroi abdominale

DANS

LES CAS D ENTERITE AIGUE ET CHRONIQUE CHEZ LES ENFANTS

DE LA

DILATATION DE L'ESTOMAC

CHEZ LES ENFANTS

ET

D'UN NOUVEAU MOYEN D'EXPLORATION

POUR LA RECONNAITRE

———

NOTE

SUR LA

TEMPERATURE DE LA PAROI ABDOMINALE

DANS LES CAS

D'ENTERITE AIGUE ET CHRONIQUE

CHEZ LES ENFANTS

PAR

Le Docteur MONCORVO

Professeur de clinique des maladies des enfants à la polyclinique
de Rio de Janeiro

———

PARIS

G. STEINHEIL, EDITEUR

SUCCESSEUR DE H. LAUWERLYNS

2 RUE CASIMIR-DELAVIGNE 2

1885

DF LA

DILATATION DE L'ESTOMAC CHEZ LES ENFANTS

ET

D UN NOUVEAU MOYEN D EXPLORATION

POUR LA RECONNAITRE

J ai le premier démontre en 1883 que le ventricule gastrique pouvait etre trouve dilate autant chez les enfants meme en bas age que chez les adultes Dans une monogra phie que j ai publiee a cette epoque je fis voir que les auteurs qui s etaient occupes jusqu alors des maladies de l appareil digestif dans le jeune age n avaient fait absolument aucune mention de la dilatation gastrique

J ai relate dans mon travail plusieurs observations detaillees de cette maladie par lesquelles je suis arrive a la demonstra tion que cet etat du ventricule pouvait se produire même chez les nouveau nes J ai aussi pu m assurer par mes observations que cette dilatation coincidait dans la presque totalite des cas avec des symptomes d un ataiihe gastrique d une intensite variable datant d une epoque plus ou moins rapprochee de celle de l examen

En me rendant compte des conditions qui avaient precede ou accompagne la production de la dilatation de l estomac, tant sous le rapport du regime alimentaire que pour ce qui se rapportait a l etat general des enfants observes j ai trouve chez tous le precedent de la mauvaise hygiene alimentaire presque tous ces enfants avaient ete nourris artificiellement a l aide du biberon tandis qu un tres petit nombre seulement avaient ete soumis a l allaitement mixte Dès les premiers temps ils avaient subi les consequences d un tel regime representees par des vomissements des coliques de la diarrhee lienterique etc

En outre des mauvaises conditions hygiéniques concernant les habitations les vetements etc constatees par rapport a la presque totalite des petits malades conditions qui ne se raient point restees etrangeres a l arrêt du developpement physique si prononce chez eux j ai ete a meme de rencontrer l existence actuelle ou ancienne de quelques etats morbides qui devaient a mon avis contribuer beaucoup a engendrer l atonie et le relachement des fibres musculaires lisses des parois de l estomac chez ces enfants c etait d abord la *syphilis hereditai e* retrouvee presque sans exception chez eux c etait ensuite l *intoxication malarique* Je dois me borner a l indica tion des deux affections generales les plus generalement ob- servees chez nous dans de pareilles conditions

La syphilis hereditaire par son action dystrophique des la vie embryonnaire avilit tous les appareils organiques no- tamment l appareil digestif sans doute le premier mis en con tribution plus active après l appareil respiratoire Or dans de telles conditions de faiblesse prematurement aggravee ainsi que par cette dystrophie generale et un mauvais regime alimentaire l epuisement devra être la consequence naturelle et avec cet epuisement on aura au bout d un certain temps le relachement et la dilatation du tube gastro intestinal

Dans les pays marecageux soit en Europe soit en Amerique une infection des plus redoutables l intoxication paludeenne concourt elle aussi assez souvent a la production de l ectasie gastrique L intervention de cette cause n a jamais ete prise en consideration ni signalee du moins a ma connaissance par les observateurs qui m ont precede dans l ctude de la dilatation de l estomac Je dois assurer pourtant que partout ou elle regne la *malaria* agit *a fo tion* sur les voies digestives car c est precisement par la muqueuse gastro intestinale qu une grande partie des germes malariques font leur entrce dans l organisme charries par l eau qui les contient en assez grande proportion Ces germes commencent alors par exercer une action directe sur cette muqueuse en engendrant par la suite le catarrhe gastro intestinal presque inseparable de ce genre d intoxication Eh bien si cette irritation malarique de la muqueuse digestive se prolonge ou si elle se repete a plusieurs reprises pendant des mois ou des annees notamment dans le jeune age on verra se produire a coup sur le relachement de la tunique musculaire gastrique d ou provient l ectasie ventriculaire On comprend aisement qu une telle consequence se produira encore plus infailliblement si a cette cause vient s ajouter celle relative a la mauvaise hygiene alimentaire ce qui arrive le plus ordinairement Dans ces conditions etiologiques on peut se rendre compte que la dilatation succede en regle generale a une phlegmasie chronique de la muqueuse gastrique

Je conviens cependant que dans quelques cas plus rares le ventricule puisse se dilater mecaniquement par la reple tion alimentaire presque constante chez des enfants syphilitiques hereditaires et affaiblis par d autres maladies Quelque fois il arrive de trouver des enfants atteints d une dilatation gastrique sans aucun des symptomes actuels de la gastrite ou de la dyspepsie mais alors ce n est que la constatation d un effet dont la cause a deja disparu

La recherche de la dilatation ventriculaire chez les enfants surtout dans le jeune age n offre pas la meme facilite que dans l age adulte D une facon generale les petits malades se pretent mal a l exploration de sorte que quelques moyens de diagnostic reconnus avantageux chez l adulte ne peuvent etre employes chez eux qu a grand peine il est meme quelquefois tout a fait impossible de s en servir Le phenomene du clapo tage si souvent recherche chez l adulte comme un signe de la plus haute valeur ne s obtient pas aussi aisement chez un grand nombre d enfants car ils contractent energiquement en pleurant la paroi abdominale empechant ainsi l observateur de la deprimer Un autre signe aussi utile dans l age adulte pour le diagnostic de la dilatation gastrique c est a dire le bruit produit par la chute dans l estomac d un liquide avale par gorgees pendant qu on ausculte l epigastre est egalement tres difficile a obtenir chez les tout jeunes enfants En presence de toutes ces difficultés et d autres encore qu il serait trop long d enumerer et de detailler j ai eu recours derniere ment a un autre moyen d exploration qui m a rendu de tres grands services lorsque les enfants atteints d une ectasie gas trique se montrent peu dociles pour les autres moyens d exa-

men C est ce que j ai appele la *gastro resonnance plessimetri
que* Voici comment je procede tout d abord je fais ingérer
a l enfant 30 a 60 grammes environ d une solution a 10 p 100
d acide tartrique pa dessus celle ci une dose de meme im-
portance d une autre solution aussi a 10 p 100 de bicarbonate
de soude Du melange de ces deux solutions se degage une
assez grande quantite d acide carbonique qui distend am
plement le ventricule Aussitot apres j applique sur le centre
de la region epigastrique le pavillon du stethoscope de M Con
stantin Paul qui est pourvu comme on le sait d une
caisse de renforcement et tandis que j ausculte je frappe
brusquement avec l indicateur et le medius de la main droite
sur la region exploree en commencant par la zone centrale
autour du point occupe par le pavillon du stethoscope et con
tinuant de proche en proche en decrivant des cercles concen-
triques Par cette percussion sur l aire correspondante au
ventricule gastrique insuffle on obtient une resonnance fort
remarquable et d autant plus prononcee que l on frappe plus
brusquement comme il arrive lorsqu on bat legerement sur
un tambour Or cette resonnance n est appreciable que dans
l aire correspondante a l estomac elle nous renseigne donc
nettement sur les dimensions a peu pres exactes du ventricule
ce qu on n aurait pas pu reconnaitre autrement chez plusieurs
enfants qui ne se pretent pas aux autres sortes d examen A
l aide de ce moyen d exploration je me suis trouve dans des
conditions a pouvoir diagnostiquer des cas de dilatation de
l estomac difficilement appreciables si l on avait eu recours
aux procédes anciens surtout s il s agissait particulierement
d enfants irascibles et inquiets

Apiès la publication de mon travail j ai pouisuivi mes re cheiches cliniques et j ai pu de la sorte me mettre au courant de ce fait que l ectasie gastrique est bien plus commune dans l enfance qu on ne l avait ciu jusqu ici Elle coincide tres sou vent avec le rachitisme qui est d oidinaire la consequence de la syphilis hereditaire ainsi qu avec l impaludisme chionique Ces causes predisposantes ont ete observees dans les deux tiers des cas que j ai iecueillis dans mon service de maladies des enfants et dans ma clientele de ville

J insiste particulierement sur cette derniere condition etio logique qui n a jamais ete signalee dans les travaux qui ont precede mes recherches

NOTE

NOTE

SUR LA

TEMPÉRATURE DE LA PAROI ABDOMINALE

DANS LES CAS D ENTÉRITE AIGUE ET CHRONIQUE

CHEZ LES ENFANTS

Les phlegmasies du tube intestinal 1ep1esentent dans tous les pays une des entites mo1b1des predom1nantes dans le tableau pathologique de l enfance

Je n a1 pas a d1scute1 1c1 les causes qu1 dete1m1nent cette so1te d 1nflammation on sa1t pa1fa1tement que dans le jeune age et en part1cul1er chez les nouveau nes les *ingesta* figu rent a coup sur au p1em1er 1 1ng dans les cl1mats temperes ou fro1ds la temperatu1e amb1ante etant assez basse les 1ef1o1d1ssements cont11buent d une facon 1emarquable a la produ.ct1on de l 1nflammation 1ntest1nale

Dans nos cl1mats en plus des cond1t1ons et1olog1ques con- nues pa1tout 1l en ex1ste une autre malheureusement trop f1equente qu1 donne or1g1ne a un nomb1e cons1derable de cas d enter1te c est la *malar a* Il est fort commun de vo1r cette 1ntox1cat1on se local1se1 pour a1ns1 d11e a l 1ntest1n La diarrhee constitue alois le symptome qui piélomine sur les autres manifestations peu accusees et donnant lieu de la sorte a une forme de l impaludisme chez les enfants a laquelle j ai donne le nom de *forme intestinale*

Tres souvent alors c est le flux intestinal qui ouvie la scene d autres fois au contraire il succede a de legeis acces de fievre ou en est accompagne Mais ordinairement la fievie finit par disparaitre et la diarrhee peisiste pendant plusieuis mois et meme paifois pendant des annees avec des inteimit tences variables En piocedant a l etude de plusieurs centaines de cas de ce genie j ai eu l idee de me livrer a des iecheiches au sujet de la temperature locale de la paroi abdominale aux diverses phases de la maladie en question Depui 1882 je fais sous ce rappoit des investigations dont les piemieies conclusions furent enoncees en 1883 dans la these d un ae mes eleves Les iesultats satisfaisants que m ivait donnes avant cela l exploiation thermometrique de la poitrine dans l enfance poui le diagnostic de la tuberculose pulmonaire en suivant de la soitc la methode de M le professeur Petei poui les adultes ces resultats dis je m ont engage a essayer le meme procede par rappoit a la phlegmasie intestinale

Tout d abord j ai tache de m assurei avec piecision de la tempeiature normale de la paroi du ventre aux diverses pe iiodes de l enfance chez des sujets en pleine sante

Je mettais d aboid la suiface abdominale a decouvert pen dant quelques instants sous la tempeiature ambiante afin d etablii un paifait equilibie de tempeiature et ensuite je placais aupres de la cicatiice ombilicale un thermometre a temperatuie locale de Casella de Londres dont le réservoir de meicuie est coiime on le sait encaisse dans une soite de capsule en bois de facon a soustraiie la colonne de meicuie a l influence de toute cause d eiieui enant de l exteiieui En agissant sur un assez grand nombie d enfants] ai obtenu de la soite une moyenne de 35° a 35 5 selon l ge des sujets l heuie des expeiiences etc

Cela fait]e passai a l etude de cette tempeiatuie pendant l evolution de l enteiite

Poui cela]e divisai mes petits malades en deux gioupes le piemiei forme des cas d enteiite accompagnee de l eleva tion de la tempeiatu e iectale ou axillaiie c est a diie appai tenant a des cas *febiicitants* le deuxieme gioupe etait fcrme des malades *non febricitants* chez lesquels il n y avait a con statei que le flux intestinal plus ou moins abondant Chez les sujets de la premieie categoiie la tempeiatuie se maintenait toujouis ties elevee la moyenne oidinaiie etant 38 Mais dans de paieilles ciiconstances l augmentation de la chaleui locale etant sous la dejerdance diiecte de l elevation de tem- peiatuie centiale on n en pouvait tiier aucune induction poui ce qui se iappoitait a l intestin

La valeui de ce moyen d exploiation m a iendu de giands seivices dans les cas d enterite suiaigue ou chionique apyie -tique Dans le plus giand nombie de cas]ai ete a meme de suivre la couibe theimometrique compaiativement a la maiche de l inflammation du tui e intestiiil D une facon geneiale]ai pu m assuiei iai diveises obseivitions que la tempera tuie de la paroi abdominale monte deja quelque peu aiant que la diaiihee se piesente pai contie]ai vu assez soivent des cas dans lesquels la diarrhee piopiement dite avait dis paiu tandis que le thermometre placc sui le ventie marquait encoie 36 et quelquefois meme davantage Je questionnais aloıs les meres au sujet de la natuıe des selles et je finıssaıb paı savoır que celles cı sans dépasseı pourtant la fıcquence normale n etaıent cependant pas encore moulees tout en pıe sentant la consistance d une pate plus ou moıns solıde

Cela ındıquaıt claııement que la muqueuse ıntestınale n etaıt pas encore ıevenue tout a faıt a ses condıtıons physıo-logıques ce quı du ıeste etaıt annonce par le thermometre A l aıde de cet ınstrument nous nous trouveıons donc dans des condıtıons a pouvoır etablıı un pronostıc plus ceıtaın sur la maladıe en questıon nous arııveıons aussı par son ıntermedıaıre a la veııfıcatıon de la termınaıson posıtıve de l enterıte

Pendant toute la duıee de celle cı la temperatuıe locale se conseıve plus ou moıns elevee selon la gıavıte du cas maıs j aı pu constateı que d oıdınaıre la tempeıatuıe vaııe entıe 36° et 37 6 C est donc entre ces deux chıffıes qu oscılle la tempeıatuıe locale Une cııconstance dıgne de mentıon a ete la marche decroıssante de la chaleur locale paıallelement avec la declınaıson de la phlegmasıe ıntestınale

Il est aussı foıt curıeux de voır les evacuatıons alvınes se reduıre en nombıe d un jour a l autre sous l effet du tıaıte-ment en meme temps que la chaleur locale s abaısse dans la mesure de l amelıoratıon constatee On a aınsı dans la couıbe thermometrıque prıse suı la paıoı abdomınale une ıessouıce de la plus haute valeur pouı jugeı pıéalablement de l etat de l ıntestın lorsque celuı cı se tıouve enflamme Voıla donc pouıquoı je me seıs toujouıs du thermometıe pouı l examen des cas de ce genre car il est suivant mon expérience personnelle un excellent auxiliaire tant pour le diagnostic que pour le pronostic des phlegmasies de l'intestin chez les enfants

Paris   Typographie A PARENT A DAVY successeur
52 rue Madame et rue Monsieur le Prince 11

152

LIBRAIRIE G STEINHEIL

SUCC DE H LAUWELEYNS

2, rue Casimir Delavigne 2

BATAULT De l hyster e chez l omme In 8 avec f gures Prix 3 fr 50

BERTHELOT (M) professeur au College de France meml re de l Inst tut
  Les org nes de l alchim e In 8 ca al er
   Sur pap er e nte a ec et res o ne s en ê es et cu s de lampe contenant un por
t a t de au eur a l au f   grave p A Bou df s et des reprodu t ons e fac
s m e de a Ch ysopee de C eop re d s gnes alc n ques des metaux d apres ur
nanusc de Sa n Marc a Ven se du XI s ecle P x   15 f
   Il a éte t é 00 exemp a r s sur pap er de H l ande ea for e sur pap er de Ch ne
P x   20 fr
   Le port a t a eau fort se vend separément su Hollande e nte   fr 50
Sur Japon   2 f

FUCHS (E) de L ége   **Causes et prevent on de la cec te**   Mémo re
  couronné par la *Soc et j fo p event on of Bl ndness* de Londres apres un
  concours internat onal Traduct on frança se par le D FIFUZAL médec n
  en chef de l hosp ce des Quinze V ngts 1 ol n 8 cartonné avec planche
     thograpl ée et color ée Pr x   5 fr

HEGAR et KALTENBACH professeurs de gynécolog e a l Un vers té de Fri
  bourg   **Tra te de gynecolog e opcratoire** a ec l exposé des procédés
  d explorat on en gynécologie tradu t sur la   éd t on allemande par le
  D Paul BAR accoucheur des hop taux de Par s   ol n 8 avec 23 f gures
  sur bo s ntercalée dans le texte Préface par le pro esseur TARNIER
Pr x   16 fr

LAUNOIS ancien nterne des hop taux Pr x C v ale)   **De l appare l**
  u r na re des vieillards 1 vol n 8 avec 4 planches en l thograph e
Pr x   6 fr

LUSK W Th   **Sc ence et Art des accouchements** 1 vol n 8 avec
  gra ures sur bo s Ouvrage tradu t de l amér ca n sur la derniere éd t on
  par le D DOLERIS anc en chef de la cl n que d accouchement accoucheur
  des hop taux Préface par le professeur PAJOT Pr x   16 fr

THOMPSON (R E médec n de l hop tal Brompton   **De l examen de la**
  po tr ne dans l etat sa n et dans l etat morb de t adu t sous la d rec
  t o de l auteur par H de FONMARTIN a ec f gures ntercalées dans le
  texte 1 vol n 12 Pr x   3 fr 50

RICHARDIÈRE anc en nterne des hop taux méda lle d or   **Des scle**
  roses encepha ques pr m t ves chez les enfants 1 vol in 8 a ec une
  planche l thograph ée en couleur Pr x   5 fr

TISSIER anc en nterne des hop taux   **De la ca tra tion des femmes ou**
  operat on de Battev In 8 Pr x   4 fr

VALUDE anc en n erne des hop taux   **Du tra tement ch rurg cal des**
  eoplasmes mamma res 1 vo n 8 Pr x   4 fr

EN PREPARATION

DUGUET professeur agrégé a la Faculté de médec ne de Par s   **Leçons**
clin ques professees à l hop tal Lar bo s ere

HAHN b bl otheca re en chef de la l aculté de médec ne et THOMAS b
  bl othéca re a la Fa ulte   **Et des sur la repart t on gecgraph que**
  des Malad es et sur le r d ffus on ep dem que

SAINT GERMAIN et VALUDE   **Tra ement d s affections oculaires**
chez les enfants

SNEGUIREFF professeur de gynécolog e à l Un ers té mpér ale de Moscou
     Hemorrhag es uter nes   Et olog e D agnost c et Therapeut que
  Traduct on frança se par M VARNIER nterne des hop taux sous la
  d rect on du D PINARD professeur agrégé a la l aculté de médec ne ac
  coucheur de l hop tal Lar bo siere

Trava x du laborato re de pathologie generale   Publiés sous la d rec
  t on de M le D BOUCHARD professeur a la l aculté de médec ne